GUÉRISON

Prompte et facile

DES MALADIES DE L'ESTOMAC.

GUÉRISON

Prompte et facile

DES MALADIES DE L'ESTOMAC,

ET PARTICULIÈREMENT

DE LA GASTRITE, DE LA GASTRALGIE,

AINSI QUE DES AFFECTIONS CHRONIQUES DES VISCÈRES,
DE L'HYSTÉRIE, DE L'HYPOCONDRIE
ET DE TOUTES LES MALADIES DU SYSTÈME NERVEUX ;

PAR LA MÉTHODE

Du Dr BESUCHET DE SAUNOIS;

Chevalier de l'ordre royal de la Légion-d'Honneur et de plusieurs ordres
étrangers ; Médecin de l'Asile du 7° arrondissement de la ville de Paris ;
Membre de la Société académique des Sciences physiques et chimiques de
France, de la Société royale des Sciences et Arts d'Anvers, de la Société
Minéralogique d'Iéna, de la Société Médico-Philanthropique, etc.

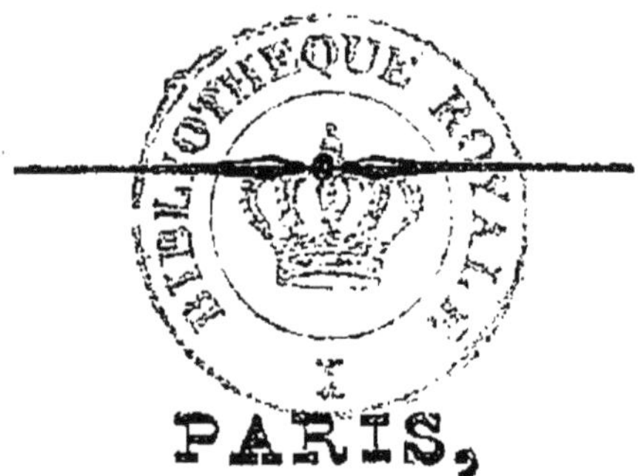

PARIS,

TYPOGRAPHIE DE FÉLIX MALTESTÉ ET Cᵉ,

18, Rue des Deux-Portes-St-Sauveur.

—

1845

MALADIES OF THE STOMACH,

AND PARTICULARLY

THE PAINS & INFAMMATION OF THIS ORGAN,

CHRONICK AFFECTIONS OF THE VISCERA,

HYSTERICKS,

HYPOCHONDRIA, AND ALL THE NERVOUS SYSTEM SPEEDILY AND EASILY CURED;

BY THE METHOD

OF Dr BESUCHET DE SAUNOIS,

Of the royal order of the Legion of Honour and of many foreign orders Physician to the Asylum of the 7th Arrondissement of the city of Paris; Member of the Academick Society of physical and chymical science of France, of the royal Society of Arts and Sciences of Antwerp, of the mineralogical Society of Iena, of Medico-Philanthropick Society, etc.

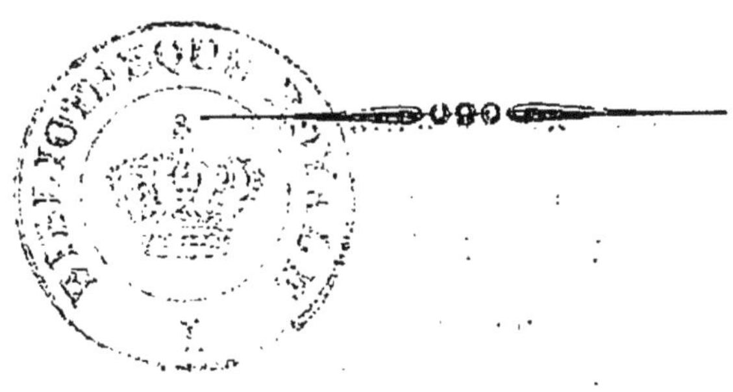

PARIS,

PRINTED BY FÉLIX MALTESTE AND Co,

18, Rue des Deux-Portes-St-Sauveur.

1845

PRÉLIMINAIRES (1).

DES MALADIES EN GÉNÉRAL.

L'homme a été créé pour jouir long-temps du bonheur que procure la santé. Roi de la création, sa puissance est presque sans limites, et si le mal se trouve pour lui presque toujours à côté du bien,

(1) Cette Notice est extraite de l'ouvrage intitulé : LA GASTRITE, LES AFFECTIONS NERVEUSES ET LES AFFECTIONS CHRONIQUES DES VISCÈRES, considérées dans leurs causes, dans leurs effets et dans leur traitement, suivi de la connaissance des maladies par l'étude des tempéramens, avec portrait et planches anatomiques, par J.-C. Besuchet de Saunois, chevalier de l'ordre de la Légion-d'Honneur, médecin des asiles du 7ᵉ arrondissement, membre de la Société royale

PRELIMINARIES (1).

———

OF MALADIES IN GENERAL.

Man is born to enjoy, for a great length of time, the happiness that is the consequence of health. King of the creation, his power is almost unlimited; and if good is seldom unaccompanied by evil,

(1) This Notice is extracted from the work entitled: LA GASTRITE, LES AFFECTIONS NERVEUSES ET LES AFFECTIONS CHRONIQUES DES VISCÈRES, considered with regard to their causes, their effects, and their treatment; followed by the cognizance of diseases by the study of temperament; with a portrait and anatomical plates, by J. C. Besuchet de Saunois, chevalier of the order of the Legion of Honour; physician to the Asylums of the 7th arrondissement; member of the Royal Society of Sciences at Antwerp, etc. etc.

1.

l'intelligence lui a été donnée pour lui servir à les distinguer l'un de l'autre et éloigner de lui les causes de destruction.

Les maladies, il faut bien le reconnaître, ne sont point la conséquence nécessaire de notre organisation ; elles viennent de nous-mêmes, et naissent de nos fautes, de nos imprudences, ou des circonstances au milieu desquelles nous sommes forcés de vivre.

Les maladies auxquelles l'homme est exposé sont de natures fort diverses, mais

---

des sciences d'Anvers, etc., etc., etc. Un beau volume in-8°, prix 5 fr., 4° édition, chez Labé , libraire, et chez l'auteur, rue Grange-Batelière, 14, à Paris. Cet ouvrage, qui a obtenu le plus grand succès en France et en Allemagne, est le résumé complet de la pratique de l'auteur, voué depuis plus de vingt ans à l'étude et au traitement des maladies chroniques des viscères ; il se trouve au bureau du journal le COURRIER DES ÉTATS-UNIS, et chez Grandjean, négociant, Barclay Street, n° 1.

intelligence has been given him, by the aid of which he is able to distinguish one from the other and keep out of the reach of the causes of destruction.]

Disease, we cannot deny it, is not the necessary consequence of our organisation; it originates in ourselves, and proceeds from our imprudences, our faults or from the circumstances in the midst of which we are obliged to live.

The maladies to which man is exposed are of very different natures; but their

---

etc.   One handsome volume in-8°, price 5 francs, 4th edition; sold by Labé, bookseller; and by the author, rue Grange-Batelière, 14, Paris. This work, which has had the greatest success in France and Germany, is the complete recapitulation of the practice of the author, who has, for upwards of twenty years, devoted himself to the study and treatment of Chronick diseases of the Viscera; it may be obtained at the office of the COURRIER DES ÉTATS-UNIS, and of M. Grandjean, merchant, n°1, Barclay Street.

elles reconnaissent deux ordres uniques de causes : ce sont les causes externes et les causes internes. Les causes externes sont nombreuses; ce sont les blessures, l'abus des forces physiques, les influences atmosphériques, le contact et l'absorption d'un virus contagieux ou d'une substance corrosive ou vénéneuse, etc., etc. Les causes internes, moins nombreuses, sont de deux ordres différens, les causes morales et les causes physiques. Les chagrins, les passions vives, l'abus des plaisirs, sont du premier ordre, elles prédisposent énergiquement aux altérations physiques. La nature, la qualité, la quantité des alimens, des boissons, ou de toute autre substance introduite dans l'estomac sont du second ordre; elles exercent plus immédiatement leur influence sur les organes essentiels à la vie.

L'homme peut être considéré comme un arbre dont les racines seraient au de-

origin may be traced to two distinct causes; these are either external or internal.
The external causes are numerous;
they are, wounds, abuse of physical forces, influence of the atmosphere, contact
with and absorption of a contagious virus, or of a corrosive or venemous substance, etc., etc. The internal causes,
less numerous, are of two different orders; moral or physical. Chagrin, strong
passions, abuse of pleasures, are of the
former order; these strongly predispose
to physical derangement. The nature,
quantity and quality of food and drink,
or of any other substance introduced into
the stomach, are of the latter order;
these exercise more immediately their
influence on the organs essential to
life.

Man may be regarded as a tree, the
roots of which are contained in himself.
Destined to enjoy the advantages atta-
ched to locomotion, it was necessary to

dans de lui. Destiné à jouir des avantages attachés à la locomotion, il fallait qu'il portât en lui-même son foyer de nutrition : voilà, sous le rapport de l'organisation physique, la principale différence qui existe entre lui et les végétaux.

DES CAUSES DES MALADIES.

On ne le sait pas assez, la plupart des maladies qui affligent l'humanité reconnaissent pour cause, ou une alimentation peu favorable à la conservation et à l'accroissement des forces physiques, ou un trouble fonctionnel, accidentel ou permanent, dans l'acte de la digestion.

De même qu'un végétal ne peut vivre et profiter sur une terre qui ne lui fournit pas les élémens nutritifs propres à sa nature, de même l'homme ne peut jouir de cet heureux équilibre de fonctions qui constitue la santé, s'il ne puise dans une alimentation appropriée à ses forces et à

furnish his interior with the machinery necessary to his nutrition ; this is, with regard to physical organization, the principal difference that exists between him and the vegetable world.

OF THE CAUSES OF DISEASE.

It is not sufficiently well known, the greater part of the maladies which afflict humanity arise either from the use of aliments little favourable to the preservation and increase of the physical forces, or from accidental or permanent derangement of the functions in the act of digestion.

Just as a plant cannot live and thrive in a soil which does not furnish it with the nutritive elements proper to its nature, so, man, cannot enjoy that happy equilibrium of functions which constitutes health, if he do not draw, from a diet appropriated to his forces and tempera-

son tempérament les sucs réparateurs qui vont porter une vivification nouvelle et régulière dans toutes les parties de son être. On ne saurait donc trop le répéter, la plupart de nos maladies, même celles qui affectent des organes qui n'ont en apparence qu'un rapport éloigné avec l'estomac, sont causées ou entretenues par quelques vices dans la digestion.

Le gaster est le foyer de la vie, le centre de tout, la source de toute énergie, de toute puissance physique et intellectuelle ; lorsque l'estomac souffre tout souffre, la machine languit, les idées se brouillent, l'intellect s'affaiblit, les fonctions s'altèrent, les forces diminuent et les maladies nous accablent.

Un auteur moderne a cherché dans un ouvrage récent à faire une maladie essentielle de l'hypocondrie. Qu'il me montre un seul hypocondriaque qui ne porte pas en lui des traces d'une affection quelconque de viscères du ventre, et je serai

ment, the renovating sap that should re-invigorate every part of his being. It cannot, then, be too often repeated, the greater part of our maladies, those even which affect organs which would seem to have little or no connexion with the stomach, are caused and kept up by some vice or other of the digestion.

The stomach is the focus of life, the centre of all, the source of all energy, of all physical and intellectual power; when the stomach suffers all suffers; the machine languishes; the ideas become confused; the intellects are weakened; the functions altered; the forces diminished, and disease overwhelms us.

A modern author, in a recent work, has tried to prove hypochondria an essential malady. Let him point out to me a single hypochondriack in whom there are to be found no traces of an affection whatever of the viscera of the

de son avis; l'hypocondrie est un symptô-
me et non une maladie.

Il est donc vrai de dire que le plus
grand nombre des altérations organiques
prend sa source dans de mauvaises digestions, et si parmi les altérations physiques nous voyons que les sucs viciés,
résultats des mauvaises digestions, produisent LES OBSTRUCTIONS, LES ULCÈRES,
LES TUBERCULES, LES CANCERS, LES SQUIR-
RES, L'HYDROPISIE, LA PHTHISIE etc., etc.,
au moral nous voyons qu'elles produisent
LA TRISTESSE, LA MÉLANCOLIE, L'ABATTE-
MENT, L'IRASCIBILITÉ, LA MANIE, L'HYPO-
CONDRIE, LA FOLIE, etc., etc.

C'est ainsi que dans son ouvrage, où
toutes les théories physiologiques sont
savamment et justement appréciées, M. le
docteur Besuchet fait l'énumération des
causes trop souvent inaperçues des maladies qui désolent l'humanité; mais sa

stomach and I shall be of his opinion; hypochondria is a symptom, not a disease.

It is true, then, that the greater mumber of organick derangements have their origin in bad digestion; and, among the physical alterations, we see the vitiated juices, the result of bad digestion, produce OBSTRUCTIONS, ULCERS, TUBERCLES, CANCERS , SCHIRRUS , DROPSY , CONSUM-PTION, etc. etc.

Their moral effect is, LOWNESS OF SPI-RITS ; MELANCHOLY ; DESPAIR; IRASCIBI-LITY; MANIA; HYPOCHONDRIA ; MADNESS , etc. etc.

It is thus, in his work, in which all the physiological theories are learnedly expatiated upon, that Dr Besuchet enumerates the too often imperceptible causes of the ills that beset humanity; but his solicitude is not confined solely to the dis-

sollicitude ne se borne pas seulement à découvrir le mal, et après avoir indiqué les nombreuses erreurs où sont tombés la plupart des médecins sur le diagnostic des maladies de l'appareil digestif, il fait connaître les nombreux succès qu'il a obtenus par l'heureuse alliance de la médication sédative avec la médication purgative. Qu'il soit donc permis de propager une si heureuse méthode et d'en faire jouir les contrées éloignées en publiant ses heureux effets sur des maladies réputées jusqu'à ce jour incurables; c'est à cette intention que nous donnons, sous les auspices de l'auteur, une courte notice sur la nature et les effets des médicamens spéciaux qui ont été le travail de toute sa vie, que nous en révélons les admirables ressources en indiquant aux malades, et plus particulièrement encore aux médecins, les moyens à l'aide desquels ils pourront obtenir les mêmes résultats qu'il obtient lui-même tous les

covery of the evil; and, after having indicated the numerous errors into which most of the physicians have fallen with respect to the diagnostick of diseases of the digestive organs, he shows us, in numerous cases, the success he has obtained by the happy union of a sedative and purgative medication. Let him then be permitted to propagate so excellent a method and gladden foreign climes by publishing its happy effects on maladies that, to this day, have been supposed incurable: it is with this intention, that we give, under the author's auspices, a short notice on the nature and effects of the special medicaments which are the result of the work of his whole life; that we reveal their admirable resources, in pointing out to patients, and more particularly to the faculty, the means, by the aid of which, they will be able to obtain the same results he himself obtains every day, with the numerous patients

jours sur les nombreux malades qui ont recours à sa longue expérience (1).

---

(1) Voir, pour plus de détails, l'ouvrage lui-même, auquel l'auteur a joint une instruction complète qui servira de guide aux malades pour leur traitement.

who have recourse to his long experien-
ce (1).

---

(1) For more lengthy details , see the work
itself; to which the author has joined complete
instructions, to serve as a guide to patients who
prefer treating themselves.

SECTION PREMIÈRE.

MÉDICATION SÉDATIVE.

1° *Pâte sédative ou Sirop sédatif solidifié.*

Trésor de l'estomac.

M. Besuchet, voulant doter la thérapeutique médicale de quelques remèdes spéciaux contre les afféctions de l'estomac, n'a pas tardé à s'apercevoir, qu'ayant spécialement en vue les maladies du canal digestif, il obtenait des résultats tels, que le bienfait de ses médicamens pouvait sans conteste s'étendre à une foule de maladies, particulièrement celles où le système nerveux se trouve compromis; c'est ainsi que la pâte sédative dont nous allons nous entretenir, composée principalement pour le traitement des gastrites et des gastralgies, est devenue un puissant et salutaire remède

SECTION FIRST.

SEDATIVE MEDICATION.

1er *Sedative paste or solid sedative sirop.*

« Trésor de l'estomac. »

M. Besuchet, wishing to endow thera-
peutick medicine with some special remedies for the affections of the stomach, was
not long in perceiving that, keeping in
view, specially, the maladies of the digestive canal, he obtained such results, that
the salutary effects of his medicaments
might, without contest, be applied to a
mass of evils, particularly to those from
which the nervous system suffers ; it is thus
that the sedative paste, of which we are
about to speak, composed principally for
the treatment of inflammation and pains
of the stomach, has become a powerful

contre les irritations de la muqueuse bronchique, les affections de la poitrine légères ou graves, *les rhumes, le catarrhe, l'asthme, la coqueluche,* etc. Sa réputation s'est tellement étendue en France depuis quelques années que les meilleurs praticiens considèrent cette pâte et l'administrent comme un véritable spécifique; elle laisse, en effet, bien loin derrière elle toutes les préparations de ce genre, qui ne peuvent d'ailleurs lui être comparées sous aucun rapport.

Le sirop sédatif du docteur Besuchet, ou la pâte sédative qui n'est que le sirop solidifié, par ses heureuses combinaisons et par le soin avec lequel les extraits qui le composent sont préparés, est devenu un remède héroïque contre toutes les irritations de poitrine ou d'estomac. Son action sédative sur la muqueuse gastrique et intestinale est telle qu'il calme presque instantanément les douleurs, les aigreurs, les pincemens d'estomac, les coliques nerveuses ou venteuses , les tremblemens nerveux, les accès hystériques, les toux

and salutary remedy for the irritation of the mucous membrane of the throat; the affections of the chest slight or grave *colds; catarrhs; asthmas; hooping-cough*, etc. Its reputation has spread to such an extent of late years in France, that the best practitioners consider this paste, and administer it, as a veritable specifick; it leaves, in fact, all the preparations of this kind far behind it; they cannot be compared with it in any particular.

The sedative sirop of Dr Besuchet, or the sedative paste, which is but the sirop in a solid state, has become, by its just combinations; and by the care with which the extracts of which it is composed are prepared, an irresistible remedy for every kind of irritation of the chest and stomach. Its sedative action on the gastrick and intestinal mucous is such, that it calms, almost instantaneously, the heartburn; the aches and pains of the stomach; nervous or windy colick; hysterical fits; convulsive and violent coughs; in a word, all

convulsives et saccadées, toutes les affections, en un mot, qui reconnaissent pour
cause une surexcitation nerveuse ou un
état inflammatoire général ou local. C'est
UN ANTIPHLOGISTIQUE par excellence.

Les effets physiques de ce médicament
sont principalement de neutraliser presque instantanément la chaleur brûlante
de l'estomac, ainsi que toute irritation
nerveuse; il dissipe les aigreurs et arrête
les renvois acides; il procure du calme et
un sentiment de bien-être peu de temps
après son ingestion; sa saveur est extrêmement agréable, et les enfans le prennent avec plaisir; il est fort employé
contre la coqueluche.

MANIÈRE DE L'EMPLOYER. — La pâte sédative forme, avec les pilules sédatives, la
base du traitement de M. Besuchet contre
les gastrites et les gastralgies (voir l'ouvrage précité) et l'annexe pour le traitement complet et méthodique. Dans les
très grandes irritations de poitrine ou
d'estomac la pâte est employée seule, et
souvent aussi elle a toute seule opéré des

the affections caused by a nervous over-
excitement or an inflammatory state general or local. It is un ANTIPLOGISTICK
« par exellence. »

The physical effect of this medicament
is, principally, the almost instantaneous
neutralisation of the burning heat of the
stomach, as well as of all nervous irritation:
it dissipates the heartburn and stops the
defluxion of acidity. It produces a calm
sensation of comfort immediately after taking it; its flavour is extremely agreeable,
and children take it with pleasure : it is
much employed for the hooping-cough.

METHOD OF USING IT. The sedative paste,
with the sedative pills, form the basis of
M. Besuchet's treatment for pains and inflammation of the stomach (gastritis and
gastralgy) (see the work already quoted
and the appendix for the complete and
methodical treatment). In violent irritations of the chest and stomach, the paste
is employed alone ; and it has, frequently,
effected, singly, wonderful cures. It is
administered by morsels which form so

cures merveilleuses. On l'administre par morceaux qui forment autant de doses séparées ; on peut, lorsqu'on la prend seule, en prendre jusqu'à six morceaux dans l'espace de vingt-quatre heures, la nuit comprise, en distançant les morceaux à des intervalles à peu près égaux et les laissant fondre dans la bouche comme un bombon ordinaire. Lorsqu'on la prend concurremment avec les pilules, ce qui a lieu le plus ordinairement, la dose est réduite à moitié ; on la prend à toutes heures, sans égard aux temps des repas ; car loin de contrarier la digestion elle la rend plus facile et moins laborieuse ; souvent même on l'ordonne immédiatement avant ou après avoir mangé. Il est toujours bon, lorsqu'on en prend plusieurs doses dans le cours de la journée, de prendre la première à jeun et la dernière au moment du coucher.

Dans la coqueluche, maladie qui atteint pour l'ordinaire les très jeunes enfans, il faut administrer la pâte dissoute dans un

many separate doses, when employed alone, as many as six morsels may be taken in the space of twenty four hours, night included, in distancing the doses by equal intervals and allowing the paste to dissolve in the mouth like a common bonbon. When the paste is taken with the pills, and this is the usual manner of taking it, the dose is reduced one half : it many be taken at all hours without regard to the time of eating; for, far from hindering digestion, this is rendered more easy and less laborious by its assistance; it is even frequently prescribed immediately before or immediately after meals. It is always advisable, when many doses are taken in the course of the day, to take the first fasting and the last on going to bed.

In cases of hooping-cough, a malady usually confined to very young children, the paste, before administering it, should be dissolved in a little water, in the proportion of two morsels to a spoonful of hot water or infusion of violet flowers ; this solution is given by coffee

peu d'eau dans la proportion de deux morceaux pour une cuillerée d'eau bien chaude ou d'infusion de fleurs de violettes ; on donne cette solution par cuillerées à café entre les accès ; il en est de même dans les toux opiniâtres ; dans ce dernier cas on peut la mêler aux boissons ordonnées aux malades en la faisant fondre dans la tisane ; elle est capable d'arrêter les progrès de la phthisie ; elle a plus d'une fois produit des effets bien remarquables dans des cas désespérés de cette nature.

Quelques malades dont l'estomac est très susceptible préfèrent prendre cette pâte fondue dans un liquide ; il n'y a point d'inconvénient à la prendre de cette manière, mais il ne faut pas trop l'affaiblir ; deux cuillerées d'infusion de fleurs de mauves, par exemple, suffisent pour un morceau de pâte.

Aux jeunes enfans, on administre ainsi la pâte dissoute, qui alors redevient sirop, par cuillerées à café (voir pour le régime à suivre et les autres indications l'ouvrage de M. Besuchet).

spoonfuls between the fits ; the same manner of administering the paste should be observed in cases of obstinate cough ; in the latter case, the solution may be mixed with the drinks prescribed to the patient, by mixing it in barley water, etc ; this remedy is capable of stopping the progress of consumption, and has, more than once, produced very remarkable effects in desperate cases of this nature.

Some patients, whose stomachs are very susceptible, prefer taking this paste dissolved in a liquid : there is no inconvenience in this ; care should be taken , however, not to weaken it too much : two spoonfuls of the infusion of mallow flowers (fleurs de mauves) , for instance, are enough for one morsel of paste.

The paste , which thus becomes again sirop ; thus dissolved , is given to young children by coffee spoonfuls (see the work of M. Besuchet for the course to follow, and other directions).

This paste is a real specifick for the maladies of the stomach and intestines ; in

3.

Cette pâte est un véritable spécifique pour les maladies du ventre et de l'estomac; dans ce cas particulièrement il est bon de seconder son effet par quelques bains pris au nombre de deux ou trois par semaine.

Messieurs les médecins peuvent donc employer ce médicament, soit en pâte, soit dissous à consistance de sirop, avec la plus entière confiance comme un médicament essentiellement *sédatif du système nerveux*. Il peut remplacer avec avantage toute espèce de potion calmante; il peut être aussi combiné avec tout autre médicament de nature calmante ou anti-spasmodique, soit comme médicament principal, soit comme correctif. Beaucoup de médecins le font entrer à la dose de soixante à quatre-vingts grammes dans des juleps, des lochs ou des potions calmantes et anti-hystériques. Il jouit, en un mot, de tous les avantages que l'on reconnaît aux diverses préparations opiacées, sans avoir aucun de leurs inconvéniens. Ajoutons que son goût étant extrêmement

this case particularly, it is well to second its effets by a few baths, two or three a week.

The gentlemen of the Faculty may, then, employ this medicament either in paste or dissolved to the consistence of sirop, with the greatest confidence, as a medicament essentially *sedative to the nervous system.* It may replace, with advantage, every kind of calming potion: it may, also, be combined with any other kind of medicament, that is antispasmodick or calming in its nature, either as principal ingredient or as a corrective.

Many medical men mix it by the dose of sixty or eighty grammes, in juleps, lochs, calming and antihysterick potions. It enjoys, in a word, all the advantages possessed by opiates, without having one of their inconveniences. Add to this, that its taste being extremely agreeable, patients the most sensitive, the most disgusted by every other remedy, take this with infinite pleasure. The sedative paste possesses, further, the advantage of remaining a long

agréable, les malades les plus difficiles et les plus dégoûtés de tout remède le prennent avec infiniment de plaisir. La pâte sédative a de plus l'avantage de se conserver très longtemps sans altération, ce qui la rend très précieuse pour les envois dans les contrées éloignées. Les seules précautions à prendre sont de la tenir dans une boîte bien close, dans un lieu sec et autant que possible à l'abri de la lumière.

2º PILULES SÉDATIVES.

Nous avons dit que la pâte sédative formait avec les pilules sédatives la base du traitement du docteur Besuchet pour les gastrites et pour les gastralgies ; nous aurions pu dire *tout* le traitement, car à peu d'exceptions près il n'emploie que ces deux médicamens contre ces affections : la pâte par fractions à la dose de *deux* , jusqu'à

time undeteriorated; this renders it inva-
luable as a medecine for exportation to
foreign countries. The only precautions
necessary are, to keep it in a box well clo-
sed; and, as much as possible, unexposed
to the light.

2nd SEDATIVE PILLS.

The have said that the sedative paste
formed, with the sedative pills, the basis
of Dr Besuchet's treatment for the pains
and inflammation of the stomach: we might
have said, the *whole* treatment; for, with
few exceptions, he employs no other medicaments in these affections: the paste, by
fractions, by the dose of two up to six mor-

six morceaux par jour et les pilules à la dose de une à chacun des repas.

Les propriétés des pilules ne sont pas moins étendues que celles de la pâte, mais elles sont plus particulièrement employées contre les affections qui reconnaissent pour principe une altération quelconque des viscères du ventre: *gastrite, gastralgie, hystérie, hypocondrie*. C'est à bon droit que leur auteur les a nommées *trésor de l'estomac*. Ce sont elles en effet qui, mêlées aux alimens (on les prend en mangeant), changent les digestions pénibles, douloureuses , en digestions douces et agréables; elles n'ont pas pour propriété d'exciter la digestion comme certains remèdes incendiaires qui font digérer *quand même* , au risque d'user les dernières ressources de la nature ; leur propriété consiste uniquement à calmer la trop vive sensibilité des organes en les protégeant contre l'action trop stimulante du suc gastrique ou contre le séjour des alimens. C'est ainsi que le praticien physiologiste peut prétendre aider à l'accomplis-

sels a day and the pills, by the dose of one for each meal.

The properties of the pills are not less numerous then those of the paste, but are more particularly employed in affections arising from alterations in the ventrical viscera, PAINS AND INFLAMMATION OF THESE ORGANS, HYSTERICKS, HYPOCHONDRIA. It is not without reason, that the author of these medicaments has called them *the treasure of the stomach* (" trésor de l'estomac "). It is these, in effect, which, mixed with the food (they are taken at meals) change painful and difficult digestion into a digestion easy and agreeable; they have no properties which excite the digestion like certain incendiary remedies, that force the digestion at the imminent risk of destroying the resources of nature; their action is confined, solely, to the calming of the too great sensibility of the organs; in protecting these from a too stimulant action of the gastrick juice, or from the too long duration of the food in the stomach. It is thus that the physiological practitioner

sement de l'acte le plus important de la vie animale. Tel est aussi le résultat et l'effet de l'emploi des pilules composées selon la formule de l'auteur du *Traité de la gastrite et des affections nerveuses.*

Ces pilules, jointes à la pâte, forment le complément de la médication sédative employée contre les gastrites et les gastralgies. Les médecins les ordonnent avec le plus grand succès contre les flux de ventre, les coliques nerveuses ou venteuses, les diarrhées rebelles, la dyssenterie, la pituite, etc., etc.

Leurs propriétés générales ont donc beaucoup d'analogie avec celles de la pâte sédative, mais elles sont spécialement destinées à procurer à l'estomac la tolérance nécessaire pour accomplir l'acte de la digestion, à lui rendre la force et l'élasticité dont il est privé, surtout dans les gastralgies.

Leurs effets physiques sont principalement de rendre les digestions douces et faciles, de diminuer l'irritabilité nerveuse, de procurer une sorte de quiétude, de cal-

may undertake to assist the accomplish-
ment of the most important act of animal
life. Such is also the effect of the use of
the pills composed according to the formula of the author of the *Treatise on the
gastrick organs and nervous affections*.

These pills, with the paste, form the complete sedative medication employed in cases of inflammation and pains of stomach;
the physicians prescribe them with the
greatest success for the flux of the stomach,
nervous and windy colick, obstinate diar-
rhæa, dysentery, phlegm, etc. etc.

Their general properties have, then,
much analogy with those of the sedative
paste; but they are specially destined to
afford to the stomach the resisting power,
necessary to accomplish the act of digestion; to give it the elasticity and force of
which it is deprived, especially in cases of
gastralgy.

Their physical effects consist principally
in diminishing the nervous irritability;
in rendering digestion gentle and easy;
in procuring a delicious kind of quiet and

me bienfaisant que ne connaissent plus ceux qui souffrent depuis un certain laps de temps d'une maladie quelconque de l'appareil digestif.

Elles arrêtent les accès hystériques en portant leur action sédative sur l'utérus d'une façon très remarquable.

MANIÈRE DE LES EMPLOYER. — Une seulement à chaque repas, bien rarement deux. On les prend en mangeant ou en buvant, soit dans un peu d'eau sucrée, soit dans une des premières cuillerées du potage au commencement du repas.

Généralement, lorsqu'on commence à prendre ces pilules, M. Besuchet conseille d'en prendre une seule par jour au principal repas de la journée pendant deux ou trois jours, puis ensuite une au déjeûner et une au dîner pendant les jours suivans ; et enfin une à chacun des repas si le malade est dans l'usage d'en faire plus de deux par jour. (Voir l'ouvrage pour le régime de vie ainsi que pour plusieurs circonstances essentielles du traitement.)

calm, which those who have suffered, for a certain length of time from any malady of the digestive apparatus, no longer enjoy.

They put a stop to hysterical fits by directing themselves upon the uterus in a very remarkable manner.

MANNER OF TAKING THEM. One only, at each meal, seldom two. They are taken in eating or drinking, either in a little sugared water, or in one of the first spoonfuls of soup at the commencement of the repast.

Generally, on commencing the use of these pills, M. Besuchet advises that one a day be taken at the principal meal for two or three days; then, one at breakfast and one at dinner, for a few days following ; and, at last, one at each meal, if the patient be accustomed to take more than two a day. (Consult the work upon the subject of the diet to be observed, as well as upon other essential particulars of the treatment.)

In hysterical cases, the effect of the medication should be seconded by baths taken

Dans l'hystérie on doit seconder l'effet de la médication par les bains administrés à basse température et prolongés depuis une heure jusqu'à une heure et demie ou deux heures selon les forces des malades ; on donne dans ces sortes de cas plusieurs morceaux de pâte sédative, plus une pilule au déjeûner et une le soir au moment du coucher, dans une cuillerée d'infusion. (Voir dans l'ouvrage l'observation n° 18, page 287, dossier 367, *Traité de la gastrite et des affections nerveuses, in-8°.*)

at a low temperature and prolonged from
an hour and a half to two hours, according
to the strength of the patient: in the above
named cases, a number of morsels of the
paste, with one pill at breakfast and one at
bed-time, are given in a spoonful of infusion. (Refer, in the work, to the observation n° 18, page 288, dossier 367, *Traité
de la gastrite et des affections nerveuses.*
8°.)

SECTION DEUXIÈME.

MÉDICAMENS ÉVACUANS.

La plupart des malades affectés d'un trouble quelconque dans les voies digestives, aussi bien que ceux qui sont affectés d'hypocondrie, qu'elle soit essentielle ou symptomatique, sont tourmentés par une constipation difficile à vaincre, et cette constipation, échauffant les entrailles, réagit d'une manière funeste sur le système nerveux en général, aussi bien que sur l'estomac en particulier.

La constipation, d'ailleurs, est elle-même une maladie qui prédispose à beaucoup d'autres; on ne saurait dire combien d'accidens elle détermine, soit comme préjudice à l'état de santé en général, soit

SECTION THE SECOND.

APERIENT MEDICINES.

The greater number of patients troubled with affections of the digestive organs, as well as those who suffer from hypochondria, essential or symptomatick, are tormented by obstinate constipation; and this constipation, heating the bowels, re-acts in a fatal manner upon the nervous system in general, as well as, upon the stomach in particular.

Besides, constipation is itself a malady which predisposes to many others; it is hard to say how many accidents are caused by it; accidents destructive of the general health, or prejudicial to the natural functions.

comme empêchement aux fonctions naturelles.

Cette incommodité affecte particulièrement les femmes, et surtout celles qui appartiennent à la classe distinguée de la société; elle affecte également les littérateurs, les magistrats, les hommes de cabinet, et en général toute personne qui, par goût ou par nécessité, s'astreint à une vie sédentaire; elle est aussi la compagne trop fidèle des affections de l'estomac, soit *gastrite*, soit *gastralgie;* quelquefois même elle les précède. On ne saurait donc trop s'efforcer de la combattre; mais là se trouvent l'écueil et le danger. Faire fonctionner le ventre sans provoquer d'irritation, sans augmenter encore la constipation qu'il s'agit de détruire, était un problème assez peu facile à résoudre. Sans doute, les personnes constipées ont toujours la ressource des lavemens; mais, indépendamment de ce que cette manœuvre a d'incommode et de désagréable, elle n'est pas toujours sans inconvéniens. Chacun sait, en effet, qu'un usage trop répété des

This incommodity affects females particularly; and above all, those who belong
to the upper ranks of society. It is seve-
rely felt by literary men ; magistrates ;
members of the cabinet; and, in general,
by all those who, from taste, or necessity,
are compelled to lead a sedentary life : it
is the too faithfnl companion of affections
of the stomach , whether gastritical or
gastralgical ; sometimes even, it precedes
these affections. We cannot, then, too
strenously oppose its progress ; but there
is the difficulty and the danger! stimulate
the stomach to action without provoking
irritation, without increasing the constipation it is our object to remove, was a
problem not a little difficult to solve. No
doubt, persons who are constipated have
always a resource in lavements ; but inde-
pendently of the incommodity and un-
pleasantness of this operation, it is not
always free from inconvenience. Every
one knows that the frequent and conti-
nued use of the best conceived instru-
ments, weakens extremely the rectum ;

instrumens les mieux imaginés fatigue extrêmement le rectum, rend le ventre paresseux et provoque la formation de gaz, qui augmentent le supplice du malade en ajoutant une incommodité à son incommodité première.

En même temps, l'état d'érétisme des organes est tel dans la plupart des cas, que les purgatifs, même les plus doux, produisent uue irritation fâcheuse qui oblige bientôt à y renoncer. Il fallait donc trouver une préparation qui purgeât sans causer d'irritation, qui, tout en désobstruant les intestins, fût capable de tonifier les organes de la digestion; en un mot, il fallait trouver un purgatif *physiologique*. Ecoutons ce que dit à ce sujet l'auteur du *Traité de la gastrite* :

« Dans ces derniers temps, on a beau-
» coup plus cherché à satisfaire le goût ou
» la commodité des malades que de satis-
» faire aux conditions d'une saine pratique.
» Des préparations, simples en apparence,
» d'une forme et d'un goût agréables, ont
» été préconisées par des hommes intéres-

renders the stomach incapable of performing its fonctions, and provokes the formation of gasses, which augment the sufferings of the patient, by adding another incommodity to his original one.

At the same time, the violent tension of the organs is such, in the greater number of cases, that purgatives, even the mildest, produce a state of irritation which soon obliges their discontinuance. It was necessary, then, to discover a preparation which should purge, without causing irritation; which should, in clearing the intestines, give a tone to the organs of digestion ; in a word, it was necessary to find a *physiological* purgative. Let as see what the author of the « *Traité de la gastrite* » says on the subject :

« In modern times, pleasing the taste or
» suiting the convenience of patients, has
» been much more sought after than
» obeying the dictates of sound practice.
» Preparations, simple in appearance ; of
» an agreeable flavour and shape , have
» been cried up by men interested in ma-

» sés à s'en faire un moyen de lucre, sans
» s'inquiéter le moins du monde de leurs
» funestes conséquences ; on frémit de pen-
» ser à la dangereuse énergie de certains
» élixirs soi-disant anti-glaireux , méde-
» cines incendiaires présentées comme *an-*
» *tiphlogistiques*, et qui ne doivent leur
» effet purgatif qu'à l'introduction de sels
» dangereux, masqués par le sucre ou par
» l'alcool ; combien d'inflammations chro-
» niques ou aiguës de l'estomac sont dues à
» l'usage de ces soi-disant *purgatifs doux!*
» Je n'en excepte même point le calomel
» lui-même, sel mercuriel dont on fait un
» fréquent usage en Angleterre et en Amé-
» rique, et qui, par son action sur la mu-
» queuse gastro-intestinale , provoque si
» souvent des irritations qui dégénèrent
» en phlegmasies chroniques générales ou
» partielles du canal digestif. L'abus de
« ce genre de purgatif, qui séduit par son
» apparente innocuité et par la facilité avec
» laquelle on peut l'administrer, provoque
» les obstructions, l'inertie des intestins,
» et par suite l'*hypocondrie*, la *mélanco-*

» king money by them, without troubling
» themselves the least in the world about
» their fatal effects. It makes one shud-
» der to think of the dangerous energy of
» certain elixirs , *soi-disant* antibilious ;
» fiery medicines, presented as *antiphlo-*
» *gistick;* and which, for their purgative ef-
« fects, depend on their being composed
» of dangerous salts, concealed in sugar or
» alcohol. I do not except even calomel
» itself , a mercurial salt of so frequent a
» use in England and America ; and which,
» by its action on the mucous gastro-in-
» testinal, provokes, so frequently, irrita-
» tions which terminate in phlegmatick
» disorders, chronick, general, or partial,
» of the intestinal canal. The abuse of
» this kind of purgative, which deceives
» by its apparent harmlessness, and by
» the facility with which it may be admi-
» nistered, causes obstructions ; torpor of
» the intestines ; and, in the end, *hypo-*
» *chondria ; spleen; gastritis ;* and the
» whole list of stomachick derangements,

» *lie*, la *gastrite*, et tout le cortége des dé-
» rangemens du ventre que les anciens
» signalaient d'une façon si pittoresque et
» si vraie, en les résumant sous la dénomi-
» nation de *maladie noire.* »

C'est pour remédier aux incouvéniens graves qui viennent d'être signalés, que M. le docteur Besuchet a composé plusieurs purgatifs entièrement extraits de substances végétales, afin qu'ils pussent être administrés aux malades comme aux personnes en santé, quels que soient d'ailleurs l'âge, le sexe, et surtout le degré d'irritabilité ou même de sensibilité de leur tube digestif. Ces purgatifs sont :

1° La marmelade de santé ;

2° Les pilules toni-purgatives anti-glaireuses.

Rien de mieux approprié à l'état physique des tissus qui tapissent le canal digestif que la marmelade, qui, par cette raison même, a reçu le nom de *marmelade de santé*; supérieure à tous les purgatifs connus avant elle par ses effets et par sa composition, elle peut être administrée dans

» quaintly and truly called by the ancients,
» *the black disease.* »

It is to remedy the grave inconveniences
we have just described, that doctor Besuchet has composed many purgatives extracted entirely from vegetable substances, in order that these purgatives might
be administered to the sick as well as to
those who are in health, whatever may be
their age, sex , and above all, the degree
of irritability, even of sensibility, of their
digestive canal. These purgatives are :

1st. The marmalade of health.

2nd. The toni-purgative antibilious
pills.

Nothing can be better suited to the physical state of the tissue that coats the digestive canal than the marmalade ; which,
for this very reason, has received the
name of *marmelade de santé* (marmalade
of health) : superior to all the purgatives
known up to this time, it may, on account
of its effets and its composition, be administered in all circumstances, and to every
one indifferently; even as a simple hy-

toutes les circonstances et à toute personne indifféremment, même comme simple précaution hygiénique, sans craindre
que la fréquence de son usage puisse donner lieu au moindre inconvénient. La
marmelade a de plus l'avantage d'être d'un
goût très agréable et de ne rappeler aucune saveur médicamenteuse.

A l'aide de ce remède, les dames qui en
feront usage verront en peu de temps
disparaître les échauffures de peau, les
chaleurs et rougeurs au visage, aux yeux,
le larmoiement, etc., etc. Il n'existe pas
de remède, aussi bien que les pilules toni-
purgatives dont il sera question ci-après,
qui puisse se montrer plus efficace contre
la *mélancolie*, l'*hypocondrie*, les *pâles
couleurs*, les règles *difficiles* ou *irréguliè-
res*, etc. Ce purgatif débarrasse sans ef-
fort et sans douleur l'estomac et les intestins des saburres, des glaires ou des
humeurs âcres ou viciées qui causent tant
de désordres dans les voies digestives.

Manière de l'employer. — Cette marmelade, qui se distinguerait à peine, par

geian precaution, without fear that the frequency of its use will cause the smallest inconvenience. The marmalade has, besides, the advantage of possessing a very agreeable taste, aud a flavour that does not remind one of physick.

By the help of this remedy, the ladies who use it will perceive, that, redness of the skin; heat and flushing of the face; inflammation of the eyes; watering of the eyes, etc. etc., will disappear in a very short time. There does not exist a remedy so efficacious as this and the tonick pills (of which we shall speak hereafter) in cases of *spleen; hypochondria; fluor albus* or the *whites; difficult* or *irregular menstruation,* etc. etc. This purgative clears the stomach and intestines, without pain, of saburra, bile, or the acrid or vitiated humours which cause so many disorders in the digestive apparatus.

METHOD OF TAKING IT. This marmalade, which is difficultly distinguished, by its colour or taste, from a simple marmalade of fruits, may act as a complete purgative;

sa couleur et par son goût, d'une simple marmelade de fruits, peut agir ou comme purgatif complet, ou comme moyen hygiénique pour se tenir simplement le ventre libre.

Dans le premier cas elle n'exclut pas les précautions que l'on prend d'ordinaire lorsque l'on veut se purger tout à fait. Ces précautions consistent à boire pendant un jour ou deux, comme préparation, quelques tasses d'eau de veau ou de bouillon aux herbes, et à faire un peu diète la veille de la purgation. La dose alors pour un adulte est de huit grammes (deux gros), ou plein une cuillère à café de moyenne grandeur. La dose doit diminuer graduellement en proportion de l'âge. Un gramme suffit pour un jeune enfant. La marmelade est aussi vermifuge. Lorsque l'on prend la marmelade comme purgatif, elle doit être prise à jeun, ayant soin, pour en faciliter le passage, de boire en même temps un demi-verre d'eau sucrée. Lorsque la purgation commence à opérer, on doit faciliter ses effets par quelques tasses de bouil-

or simply as an hygeian means of keeping the body open.

In the former case, the precautions usual in purging oneself, should be taken. These consist in drinking, during a day or two, by way of preparation, a few cups of veal broth or beef tea cooked with herbs; and in dieting oneself, a little, the day before purging. The dose, in this case, for an adult, is eight grammes (2 gros), or a middling sized coffee spoonful. The dose should be gradually diminished in proportion to the age. One gramme is enough for an infant. The marmalade is also a vermifuge. When the marmalade is taken as a purgative, it ought to be taken fasting; care being had, in order to facilitate its operation, to drink, at the same time, half a glass of sugared water. When the purge begins to operate, its effect should be aided by a few cups of veal broth or herbalised beef tea; in the same manner as any other kind of purge.

But the marmalade may be taken, as we have before said, as a simple hygeian

lon de veau ou de bouillon aux herbes, ainsi que cela se pratique pour toute espèce de purgations.

Mais la marmelade peut être prise, ainsi que nous l'avons dit, comme simple moyen hygiénique ; dans ce cas, il est impossible d'en fixer la dose par avance, car elle dépend absolument de l'effet qu'elle produit sur la personne qui en fait usage. Il est des personnes qui n'auront besoin que d'une très faible dose (voir le *Traité de la gastrite*, pages 103, 104) ; d'autres, d'une dose un peu plus forte.

Le malade proportionnera donc la dose soit en plus, soit en moins, suivant l'effet qu'il en éprouvera ; il faut d'ailleurs observer qu'il n'est jamais prudent de trop se hâter d'augmenter la dose d'un médicament évacuant ; car telle proportion qui en apparence n'a point produit d'effet le premier jour parce qu'elle a rencontré intérieurement trop d'obstacles, ainsi que cela a lieu dans les fortes constipations, produit son effet louable et sans efforts le jour suivant ; si donc, sans se donner le

medicine : in this case, it is impossible to fix the dose in advance ; for that depends, altogether, on the effect produced on the person who makes use of it. Many persons require but a very weak dose (see the *Traité de la gastrite,* pages 103, 104) ; others require a stronger one.

The patient will , then, proportion the dose according to the effect it has on him; it should be observed, that it is never prudent to make too great haste to increase the dose of an evacuating medicine ; for, a proportion which has no appearance of having produced its effect the first day, because it has encountered interiorly too many obstacles, as often happens in strong constipations , may produce the desired result the day following; if then , without giving oneself time to wait, one doubles the dose , one exposes oneself, uselessly, to go beyond the mark; this is at best useless.

As to the manner of administering the marmalade as an hygeian precaution , some patients find it best to take it at their

temps d'attendre, on se hâte de doubler la dose, on s'expose inutilement à dépasser le but, ce qui est au moins inutile.

Quant à la manière d'administrer la marmelade, comme moyen hygiénique, quelques malades se trouvent bien de la prendre en mangeant, au dîner comme les pilules, soit couchée entre deux feuillets de potage au pain, soit enveloppée dans un morceau de pain azyme (hostie); d'autres préfèrent la prendre le soir à l'heure du coucher; les personnes qui en font usage peuvent essayer celle de ces trois manières qui leur réussira le mieux pour l'adopter ensuite.

2° PILULES TONI-PURGATIVES.

Les pilules toni-purgatives, ainsi que leur nom l'indique, ont pour propriété de donner du ton, du ressort aux intestins, tout en produisant des effets purgatifs qui leur donnent beaucoup d'analogie avec la

meals, at dinner, as the pills; either as a layer between slices of sopped bread taken from the soup, or in a morsel of wafer bread « pain azyme » (hostie); others prefer taking it at bed time : those who make use of it may try which of these hours suits them best, and continue to take it at the hour they may fix upon.

2nd TONI-PURGATIVE PILLS.

The toni-purgative pills, as their name imports, have the property of imparting tone and elasticity to the intestines; and of producing, at the same time, purgative effects analogous to those of the marma-

marmelade. Leur composition est toutefois essentiellement différente; formées comme la marmelade avec des extraits de substances végétales, ces extraits sont de nature à porter leur action stimulante sur les intestins et non sur l'estomac, avantage immense, puisque dans beaucoup de cas l'estomac est tellement susceptible que la moindre substance purgative l'irrite au dernier point; la couche gélatineuse qui les enveloppe protège et facilite leur passage par l'estomac, de telle sorte que par la résistance calculée qu'elle offre à l'action du suc gastrique, la dissolution complète de la pilule n'a lieu que dans les premiers intestins, là où son action est véritablement utile. Sous ce rapport seul ces pilules se recommanderaient puissamment à l'attention des praticiens ; c'est une heureuse innovation dans l'administration des médicamens et un perfectionnement bien remarquable dans la manipulation pharmaceutique.

Les pilules toni-purgatives peuvent être employées dans les cas que nous avons in-

lade : their composition is , however, essentially different; composed like the marmalade, of extracts of vegetable substances, these extracts are of a nature to exercise their stimulant action on the intestines, and not an the stomach ; an immense advantage ; since, in many cases, the stomach is so susceptible, that it is irritated to the highest degree, by the presence of the smallest purgative substance : their gelatinous envelop protects the pill and facilitates its passage through the stomach in such a manner , that, by the calculated resistance offered to the action of the gastrick juice, the dissolution of the pill is completed at the moment it reaches the superior intestines, just where its action is really useful. In this point of view only these pills recommend themselves strongly to the attention of practitioners; it is a happy innovation in the administering of medicaments , and a very remarkable improvement in pharmaceutick manipulation.

The toni-purgative pills may be em-

diqués pour la marmelade, mais jamais comme purgatif *complet*. Elles sont de plus anti-bilieuses , fondantes et apéritives; leur usage est particulièrement efficace dans *les obstructions* , *les embarras du foie, la jaunisse, l'atonie des intestins, la mélancolie, l'hypocondrie, les congestions pulmonaires ou cérébrales*, etc., etc.

MODE D'EMPLOI. Ces pilules, ainsi que les sédatives, se prennent en même temps que les alimens et par préférence au commencement du principal repas de la journée; leur dose varie depuis *une* par jour qui est la petite dose, jusqu'à *trois* qui est généralement la plus forte dose; ainsi *une, deux,* ou *trois,* selon l'effet qu'elles produisent.

Quand on en prend plusieurs on les prend au même moment afin que leur action soit plus forte ; on peut également les prendre le soir en se couchant. Les malades qui feront usage des autres pilules observeront qu'ils ne doivent pas les prendre concurremment avec celles-ci, non que cela puisse leur faire le moindre

ployed in the cases we have noticed, for the marmalade ; but never as a *complete* purgative. They are, besides, antibilious, dissolvent and aperient ; their use is particularly efficacious in *obstructions ; derangement of the liver ; jaundice ; weakness of the intestines ; hypochondria ; spleen ; pulmonary or cerebral congestions ;* etc. etc.

DIRECTIONS FOR USE. These pills, as well as the sedatives, are taken at meals ; and, in preference, at the commencement of the principal repast of the day : their dose varies from *one* a day (this is the smallest), to *three*, which is, generally, the largest dose that is taken : thus, one, two, three, according to the effect produced.

When a number of them is taken, they are taken at one time, in order that their action may be the more efficacious : they may, if preferred, be taken at bed time. Those patients who use the other pills should observe, that one of these medicaments, neutralising the effect of the other, the two should not be taken at the

mal, mais parce que l'effet des unes neutralise celui des autres ; ainsi les jours où l'on prend les pilules sédatives on ne prendra pas les pilules fondantes, et réciproquement.

L'effet désirable des pilules fondantes est de procurer le lendemain, dans la matinée, une bonne et facile garderobe, deux tout au plus ; c'est cet effet seulement que les malades doivent rechercher ; car les personnes affectées de gastrite ou de gastralgie, et surtout celles qui ont les intestins très irritables, ne doivent point oublier que toute évacuation qui ressemblerait à une forte purgation leur serait plus nuisible qu'utile ; il doit leur suffire de vaincre leur constipation habituelle ; elles doivent donc proportionner elles-mêmes la dose du médicament évacuant d'après l'effet qu'il produit sur elles, diminuant ou augmentant la dose selon le besoin ; on peut même fractionner les pilules.

same time ; not that this could cause any other inconvenience : thus, on the days the sedative pills are taken, the use of the dissolvent pills should be dispensed with, and *vice versâ*.

The desired result dissolvent pills is the procuring, on the following day, a moderate and easy evacuation ; two at the most: this is the only effect the patient ought to seek ; for, those persons who are subject to gastritis or gastralgy , and above all, those, whose intestines are highly irritable, ought never to forget, that every evacuation that resembles a strong purgation is more injurious than useful ; they should content themselves with conquering their habitual constipation : those persons will, then, proportion the dose of the evacuating medicament according to the effect produced on them, diminishing or augmenting this dose according to circumstances : the pills may be divided or subdivided if necessary.

————

OBSERVATION IMPORTANTE.

Les médicamens ci-dessus énoncés sont confectionnés à Paris, par M. Colmet Daâge, pharmacien, rue Saint-Méry, n° 12. Dans le but d'offrir au public une garantie irrécusable de leur parfaite confection, et pour rendre en même temps impossible leur contrefaçon, M. Besuchet a bien voulu se charger du soin de les contrôler, et il appose sur chaque médicament la marque justificative de sa vérification. Cette marque consiste : 1° en un bulletin semblable à celui qui est ici après figuré, il est numéroté et paraphé. Ce bulletin se trouve dans l'intérieur des boîtes ; 2° en un cachet qui scelle les boîtes portant ces mots, VÉRIFIÉ PAR M. BESUCHET. Tout médicament, bien que

IMPORTANT OBSERVATION.

The medicaments herein announced are prepared at Paris, by M. Colmet-Daâge, apothecary, rue Saint-Méry, n° 12. With the view of offering to the publick an unexceptionable guarantee of their genuineness, and of rendering their counterfeit impossible, M. Besuchet has obligingly taken upon himself, the charge of controlling them; and he affixes to each medicament the justificatory mark of his verification. This mark consists 1°, of a certificate like that which is hereafter figured; it is numbered and bears his paraph. This certificate is found in the interior of the box; 2° of a seal affixed to the box, with these words, *vérifié par M. Besuchet.* Every medicament, although bearing the ticket, D'APRÈS LA FORMULE DU DOCTEUR BESUCHET, and which do not bear this mark

portant sur l'étiquette, D'APRÈS LA FOR-
MULE DU DOCTEUR BESUCHET, et qui ne serait
pas revêtu de cette marque de contrôle
indispensable, ne pourrait être qu'une imitation infidèle.

Specimen du Bulletin de vérification.

AVIS ESSENTIEL.

Ce médicament doit, sans aucune exception, être accompagné du présent
bulletin qui atteste que la vérification en
a été faite ; il est à cet effet daté, numéroté et paraphé comme suit :

Vérifié conforme à la formule,

Le   nº

Ainsi qu'il a été dit au commencement
de cette notice, M. Besuchet, voulant

of the indispensable control, can be no other than a spurious imitation.

ESSENTIAL NOTICE.

This medicament should without any exception be accompanied by the present certificate; which attests that the verification has been made : to this end are affixed, the date, number and signature, as follows :

Verified in conformity with the formula,

This   n°

As has been already remarked, at the commencement of this notice, M. Besuchet, desirous that nothing should be wanting to the instructions to patients, gives.

que rien ne manque à l'instruction des malades, donne dans son ouvrage in-8° les explications les plus claires, les plus détaillées sur le traitement des maladies de l'estomac et des autres viscères. Les malades ainsi que les médecins qui se procureront l'ouvrage chez M.

y puiseront tous les renseignemens qu'ils pourront désirer par les exemples nombreux de guérisons authentiques qu'ils y trouveront relatées.

Prix des médicamens.

La pâte sédative, la boîte. ....

Les pilules sédatives, la boîte.........

La marmelade de santé, le pot........

Les pilules toni-purgatives, la boîte....

À New-York, chez M. John Milhau, pharmacien, Proadway, 183.

———

Cette Notice se distribue gratuitement avec ou sans les médicamens, soit chez M. Milhau, soit au bureau du journal le *Courrier des États-Unis.*

in his work in-8º, the clearest and most, concise explanations as to the treatment of maladies of the stomach and other viscera. Patients, as well as medical practitioners who procure the work at M.

's, will find all the instructions they can desire, amply explained by the numerous cases of authentick cures they will there find related.

Price of the medicaments.

The sedative paste, per box...........

The sedative pills, per box...........

The marmalade of health, per pot.....

The toni-purgative pills, per box......

At New-York, at Mrs John Milhau, apothecary, 183, Proadway.

That Notice is gratis distributed with or less medicaments, or Mrs Milhau, or at office of journal the *Courrier des États-Unis.*